Te $\frac{107}{164}$

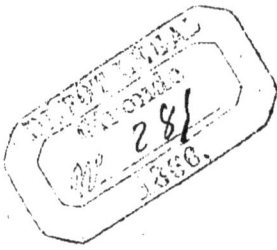

TRAITEMENT

DU RHUMATISME

PAR LES EAUX THERMALES

PAR

LE Dr BONNET DE MALHERBE

Médecin aux eaux de Cauterets

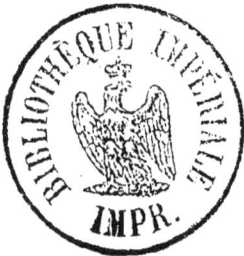

MÉMOIRE LU AU CONGRÈS MÉDICAL DE BORDEAUX

BORDEAUX

IMPRIMERIE G. GOUNOUILHOU, RUE GUIRAUDE, 11

(ANCIEN HÔTEL DE L'ARCHEVÊCHÉ)

1866

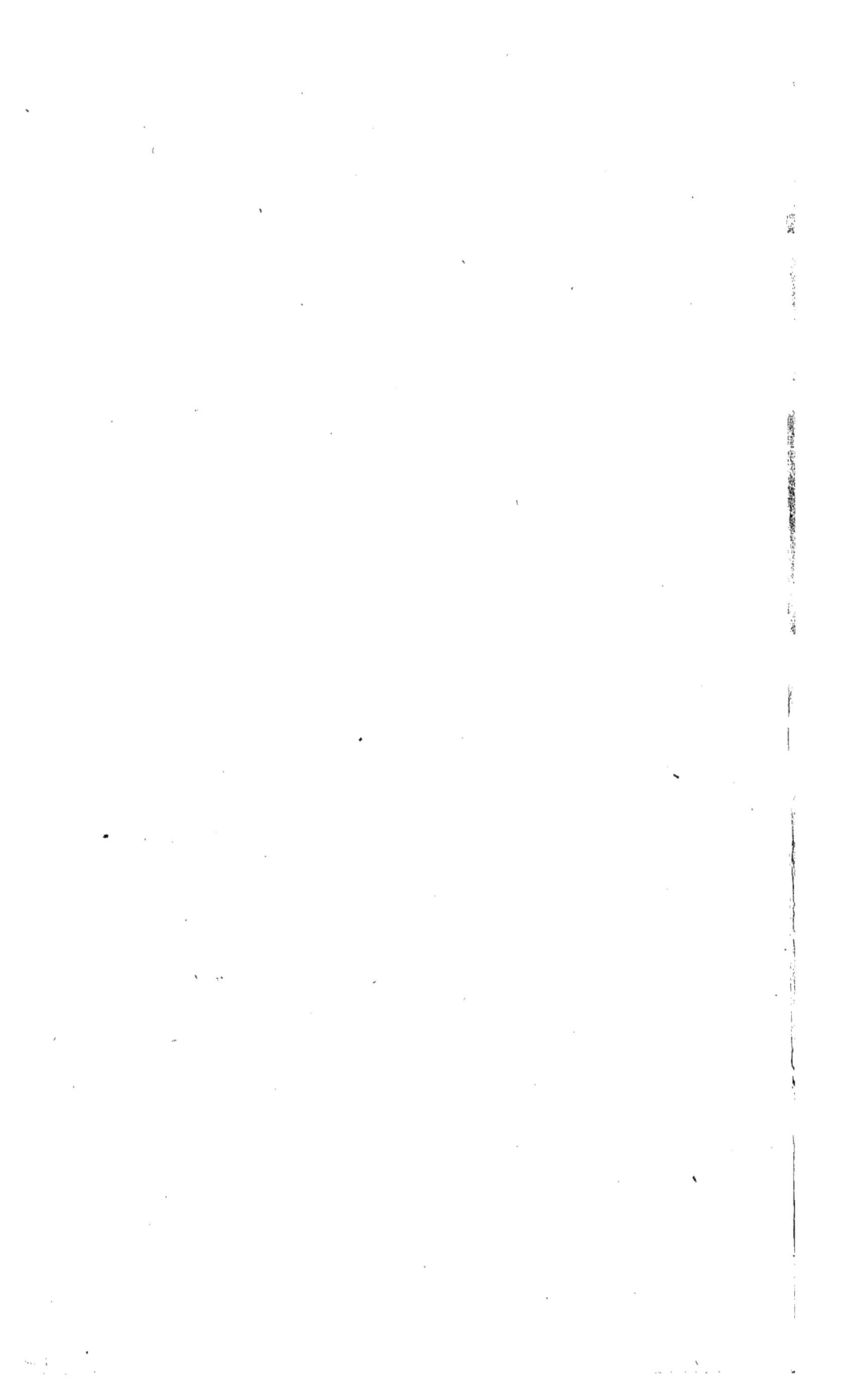

TRAITEMENT DU RHUMATISME

PAR LES EAUX THERMALES

Si la question du rhumatisme n'eût pas figuré dans le programme du Congrès médical de Bordeaux, quelque intérêt que cette question présente pour le médecin hydrologue, j'aurais hésité à la traiter devant vous, tant sont difficiles et complexes les divers problèmes pathologiques qu'elle soulève. Toutefois, lorsque j'ai vu que cette initiative était prise par un des promoteurs de cette réunion, lorsque j'ai vu inscrit, pour traiter la question du rhumatisme, un nom deux fois illustré dans l'École de Médecine de Bordeaux, j'ai voulu essayer d'apporter mon faible contingent dans cette discussion, autorisé que j'étais à penser que ma tâche serait considérablement restreinte par le savant confrère qui me précéderait, et voulant me borner au point qui a été spécialement l'objet de mes études et de ma pratique : l'application des eaux thermales au traitement du rhumatisme.

Déjà, à ce point de vue spécial, la question du rhumatisme a été l'objet d'une discussion approfondie dans le sein de la Société d'hydrologie. Les divers modes d'application des eaux dans le traitement de cette affection ont été parfaitement indiqués par des praticiens expérimentés, et le côté doctrinal a été hardiment abordé et traité avec cette originalité de vues qui est le caractère distinctif de son talent, par un confrère que la médecine des eaux s'honore à bon droit de compter parmi les siens. Mais malgré tout le talent avec lequel le savant inspecteur des Eaux-Bonnes a développé ses théories particulières, ayant beaucoup d'analogie du reste avec celles déjà si brillamment exposées par M. Bazin, beaucoup de ses propositions sont restées très contestables ; et s'il a pu dire à bon droit que le rhumatisme était la plus *saine* des maladies, il n'a pas fait qu'elle ne soit restée l'une des plus obscures.

Au milieu des divergences qui se sont produites sur cette question et qui en ont rendu l'étude particulièrement difficile, je vous demanderai la permission de suivre la route tracée par les nosologistes les plus autorisés, et de considérer avec eux l'affection rhumatismale comme une classe naturelle de maladies qui seraient suffisamment distinguées d'avec les autres groupes nosologiques par les trois caractères suivants : 1° siége dans les organes fibreux, tels que muscles, tendons, aponévroses, ligaments, etc.; 2° mobilité, extrême facilité à se déplacer, à se transporter d'un point à un autre; 3° intermittence, c'est-à-dire alternatives plus ou moins fréquentes et plus ou moins soudaines de disparitions et de réapparitions.

Partout donc où existeront les tissus que je viens d'indiquer, le rhumatisme pourra trouver son siége. Toutefois, suivant ce siége même, qu'il ait pour objet les muscles, les tendons et les aponévroses qui les accompagnent, ou bien les articulations, il constituera deux classes distinctes : les rhumatismes musculaires et les rhumatismes articulaires, se caractérisant par des nuances particulières ayant leur importance surtout au point de vue du traitement.

Un des points qui ont été le plus discutés dans l'étiologie du rhumatisme, ce sont les *causes*. Ces causes sont de deux ordres : prédisposantes et déterminantes; leur importance respective a été diversement appréciée, et, il y a une trentaine d'années, deux cliniques importantes ayant à leur tête deux hommes considérables, l'une à l'Hôtel-Dieu, l'autre à la Charité, enseignaient à ce sujet des principes différents. Suivant la doctrine de l'Hôtel-Dieu, les causes prédisposantes, la diathèse, l'hérédité, jouaient le principal, pour ainsi dire l'unique rôle : c'était la mine souterraine et cachée qui ne se révèle à ses victimes qu'à l'instant même de son explosion; la cause déterminante, elle, pouvait être comparée à l'étincelle, qui, par elle-même, n'a pas de puissance destructive et n'a d'autre rôle que de provoquer l'explosion. Suivant la doctrine de la Charité, au contraire, il faudrait attribuer au froid humide le principal rôle, et ce serait là, en dehors de toute cause diathésique, la cause déterminante et presque constante du rhumatisme.

D'après une loi qu'il faut souvent appliquer, la vérité me semble être entre ces deux doctrines un peu extrêmes, et sans nier la loi de l'hérédité qui, là comme dans beaucoup d'autres cas, manifeste souvent sa puissance, sans nier chez certains individus une prédisposition particulière, je crois que dans la production du rhumatisme, l'influence du froid humide joue le principal rôle.

Bien que, dans ce travail, j'aie surtout en vue l'étude du traitement du rhumatisme chronique par les eaux sulfureuses, l'assemblée me permettra de lui soumettre rapidement une Observation de rhumatisme articulaire aigu, qui ne lui apprendra rien de bien nouveau, mais qui, par sa forme franche et nette, par la soudaineté de son explosion, fournit une justification à l'opinion que je suis disposé à adopter.

Au mois de juillet 1855, le jeune de B... était à Cauterets, accompagnant sa mère, qui était venue dans cette station thermale pour y soigner une affection chronique, mais peu intense, des premières voies respiratoires. Ce jeune enfant, âgé de dix ans, était dans d'excellentes conditions de santé et de constitution ; il n'avait jamais été malade ; son père et sa mère n'avaient point eu d'affection rhumatismale. Par conséquent, il ne faisait usage d'aucune des sources de Cauterets, et se livrait largement aux plaisirs de son âge. Un matin, après avoir beaucoup couru dans le parc, il se coucha, pendant plus d'un quart d'heure, sur l'herbe encore humide, et n'étant que très légèrement vêtu. Dans la soirée, il fut pris d'une fièvre intense, passa une mauvaise nuit, et je fus appelé le lendemain matin. Le petit malade avait toujours la fièvre, son pouls était largement développé et battait 125 pulsations à la minute ; il accusait de vives douleurs dans les articulations des genoux, qui étaient déjà un peu gonflés, et dans les articulations des épaules ; les poumons et le cœur, soigneusement explorés, n'offraient aucun signe anormal ; le malade n'accusait aucune douleur du côté de la poitrine.

Je me bornai à prescrire une boisson sudorifique et l'application de cataplasmes émollients sur les genoux ; je revins dans l'après-midi, et je trouvai le malade dans le même état, accusant toujours de vives douleurs dans les articulations indiquées, et se plaignant de douleurs nouvelles dans les articulations des coudes. Je ne pouvais avoir aucun doute sur l'existence d'un rhumatisme articulaire aigu, et je pratiquai immédiatement une saignée de trois palettes, qui le lendemain matin fournit une couenne très marquée. La fièvre diminua un peu, mais pendant deux jours la maladie continua sa marche envahissante, et toutes les articulations des membres, y compris celles de toutes les phalanges des pieds et des mains, furent successivement prises ; les articulations des vertèbres cervicales eurent leur tour. Dans cette situation, je crus une seconde saignée nécessaire ; mais comme il s'agissait d'un enfant de dix ans, appartenant aux classes élevées de la société, que la mère était inquiète, je voulus, avant de recourir à ce moyen, faire une consultation, et j'appelai un de mes confrères. Ce confrère était un ami de M. Legroux, qui avait beaucoup employé, dans son service de l'hôpital Beaujon, le sulfate de quinine à dose élevée, conseillé par M. Briquet dans le traitement du rhumatisme aigu ; il me proposa l'emploi de ce moyen, dans lequel je n'avais aucune raison personnelle pour avoir une grande confiance, mais qui, sous le patronage des médecins distingués qui le recommandaient, me semblait pouvoir être employé sans inconvénient. Le sulfate de quinine fut donc administré à la dose d'un gramme dans la journée, en deux fois et à six heures d'intervalle. Une céphalalgie intense, des bourdonnements d'oreilles, les principaux signes enfin de l'ivresse quinique, se manifestèrent dans la soirée ; le pouls devint plus élevé et la nuit fut mauvaise. Le lendemain, la fièvre et les douleurs articulaires étant toujours fort intenses, la seconde saignée me paraissant toujours nécessaire, et laissé libre d'employer de nouveau ce moyen, je m'empressai d'y avoir recours ; la saignée fournit encore une couenne très marquée. Le jour suivant, qui était le septième de la maladie, les symptômes commencèrent à prendre une marche décroissante ; les articulations reprirent promptement leur volume normal, et je croyais toucher au terme de la maladie, lorsque, le dixième jour, le malade, qui n'avait pas uriné depuis la veille, accusa de vives douleurs dans le bas-ventre, qui était distendu et proéminant ; la vessie avait évidemment subi l'invasion de l'affection ; elle était pleine, avait besoin d'être promptement vidée, et je pratiquai immédiatement le cathétérisme. Deux jours après, le douzième jour depuis l'apparition de la maladie, mon jeune malade était complétement guéri. Je ne l'ai pas vu depuis cette époque ; mais j'ai eu de ses nouvelles cette année, et j'ai appris qu'après être resté neuf ans sans récidive, il en a eu une l'année dernière ; mais dans quelles circonstances, de quelle intensité, de quelle durée ? c'est ce que j'ignore.

J'ai tenu à citer cette Observation, bien que le rhumatisme aigu ne soit pas le but principal de cette étude, comme un spécimen de l'arthrite franche, accidentelle, en dehors de toute condition diathésique appréciable, et en même temps comme une preuve de l'efficacité, dans le traitement de cette affection, des émissions sanguines, qui, après avoir été à une autre époque l'objet d'une faveur exagérée, sont peut-être aujourd'hui, par suite d'une réaction plus exagérée encore, trop combattues et trop délaissées.

J'arrive au point le plus important et le plus délicat de cette étude sommaire : le diagnostic différentiel de la goutte et du rhumatisme. Quelques difficultés que présente cette question, quelle que soit la diversité des opinions qu'elle a soulevées, j'ai tenu à y insister, parce que, dans la pratique, dans la pratique thermale surtout, le traitement, suivant mon opinion, doit être tout différent selon le diagnostic que l'on a porté.

Pour beaucoup de médecins, la goutte et le rhumatisme ne sont que des manières d'être, des manifestations différentes de la même maladie. C'était l'opinion de Chomel, exprimée peut-être d'une façon plus absolue par son élève et collaborateur M. Requin, que par cet éminent praticien lui-même. En effet, dans sa thèse inaugurale, où se manifestait déjà cette sagacité pratique qui fut le caractère distinctif de son talent, Chomel insistait vivement sur les caractères différentiels de la goutte et du rhumatisme. « La goutte, disait-il, occupe toujours les petites articulations, ordinairement celle du gros orteil ; le rhumatisme se montre dans les grandes articulations et les espaces inter-articulaires. L'une attaque communément dans l'âge mur, l'autre dans la jeunesse. La première survient ordinairement sans cause connue, le second est produit en général par une cause externe évidente. La première attaque de goutte ne dure quelquefois que vingt-quatre heures, le rhumatisme jamais moins de quatre jours. Enfin, on observe souvent dans les retours de la goutte une marche périodique qu'on ne rencontre que bien rarement dans le rhumatisme, et celui-ci ne détermine presque jamais, dans les fonctions des viscères, le trouble qu'on observe si souvent dans la goutte. »

Cette opinion, qui me semble la bonne, subit plus tard quelques modifications, et Chomel sembla confondre les deux affections que quelques années auparavant il distinguait si bien ; mais je ne crains pas d'affirmer que, comme cela arrive souvent, l'adepte a été plus loin que le maître, et que sur cette question l'éminent clinicien de l'Hôtel-Dieu n'a jamais été aussi absolu que le rédacteur de ses leçons, M. Requin. En cherchant à établir l'identité de la goutte et du rhumatisme, ce dernier conteste vivement cette opinion si répandue et en général si conforme à la vérité, que la goutte est la maladie des riches (Sydenham voulait que ce fût la maladie des gens d'esprit) et le rhumatisme la maladie des pauvres. « Ne semble-t-il pas, s'écrie cet auteur dans un accès d'indignation qui fait plus d'honneur à

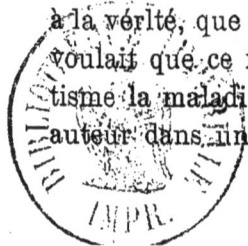

son cœur qu'à la rectitude de son esprit, ne semble-t-il pas en
vérité que les riches et les puissants du siècle aient voulu, jusque
sur un lit de douleur, se distinguer encore de la plèbe par le
nom même de leurs infirmités ! »

M. Pidoux, dont j'ai déjà cité l'opinion, veut que le rhumatisme et la goutte aient une racine commune et forment deux
embranchements du même tronc; ce sont, suivant lui, les
deux grandes manifestations de ce que les anciens appelaient
arthritisme.

La plupart des médecins hydrologues d'autrefois confondaient
constamment le rhumatisme et la goutte. Deux des plus éminents d'entre eux, qui ont pratiqué et écrit dans le premier quart
de ce siècle, Michel Bertrand, du Mont-Dore, et Boirot-Desser-
viers, de Néris, citent, sous le nom de *rhumatisme goutteux,* un
grand nombre de cas qui ne sont que des rhumatismes articulaires simples et dans lesquels la goutte n'a évidemment rien à
voir. Pour vous prouver la constante confusion que ces auteurs
font entre le rhumatisme et la goutte, conséquents du reste
avec l'école qui admet l'identité de ces deux affections, je tiens
à vous citer une des Observations publiées par Michel Bertrand;
elle porte le n° 93 et attribue un rhumatisme goutteux à une
femme de trente-cinq ans, d'un tempérament lymphatique,
mariée à vingt-deux ans, et qui, à vingt-huit ans, après avoir
accouché d'un cinquième enfant, alla, par un temps froid, laver
du linge dans un ruisseau. La nuit suivante cette femme éprouva
du frisson, un malaise général et des douleurs dans tous les
membres; bientôt ces douleurs occupèrent les grandes articulations, qui devinrent gonflées. Ces gonflements, contre lesquels
elle ne fit aucun remède, se dissipèrent peu à peu, mais incom-
plétement. La malade reprit ses occupations, sans autre incom-
modité que celle de ne pouvoir marcher et se tenir debout aussi
longtemps que de coutume. Quinze mois après, et sans cause
connue, les articulations se tuméfièrent de nouveau. Après bien
des remèdes infructueux, la malade vint au Mont-Dore
en 1816, etc.

Eh bien! je le demande, pour qu'un observateur aussi sagace
que Bertrand, du Mont-Dore, ait vu dans une pareille affection
un rhumatisme goutteux, ne faut-il pas qu'il ait été placé sous
l'empire des idées de l'école qui admet l'identité de la goutte et

du rhumatisme? N'est-ce pas là un cas de rhumatisme articulaire bien tranché, produit par la cause la plus habituelle de cette affection, l'influence du froid humide, cette cause agissant peu de temps après un accouchement? Est-ce qu'il y a rien là qui ressemble à la goutte?

Je crois donc essentiel, surtout au point de vue du traitement par les eaux minérales, et quelques difficultés que la question puisse présenter, de distinguer la goutte du rhumatisme. Pour arriver à ce résultat, toute théorie préconçue doit disparaître et les faits seuls doivent servir de base à la classification. Au reste, lorsque l'on croit avoir les faits pour soi, on les interprète bien plus hardiment, on est bien affermi dans ses convictions, quand on peut se placer sous l'autorité de l'illustre successeur de Chomel dans la chaire de clinique de l'Hôtel-Dieu, de M. le professeur Trousseau.

M. Trousseau, en effet, n'hésite pas à séparer très nettement la goutte du rhumatisme.

Entre ces deux affections, dit cet éminent clinicien, il y a de nombreux points de ressemblance, mais les différences sont plus grandes encore. Ces principales différences, les voici : dans la goutte, ce sont les petites articulations qui sont prises, et le plus souvent, sept fois sur dix, suivant M. Trousseau, cette localisation est plus précise, et c'est le gros orteil seul qui est envahi. Ce n'est que dans la suite que les grosses articulations peuvent se prendre à leur tour. Dans le rhumatisme articulaire aigu, la maladie envahit plusieurs articulations à la fois, et en général ce sont les grosses. Dans la goutte, la fièvre est moins intense, moins continue, moins longue que dans le rhumatisme. Dans la goutte, les douleurs sont très vives, même dans l'immobilité absolue; dans le rhumatisme articulaire, les douleurs s'apaisent quand le malade reste immobile. Dans la goutte, la convalescence est plus prompte que dans le rhumatisme. La coïncidence si fréquente des affections cardiaques avec le rhumatisme, cette grande loi de la pathologie moderne dont il faut, malgré quelques contestations intéressées, reporter l'honneur à l'illustre professeur de la Charité, cette coïncidence manque presque constamment dans la goutte. La diathèse urique est beaucoup plus fréquente dans la goutte que dans le rhumatisme, et la production des concrétions tophacées, qui est une de ses principales manifestations, appartient exclusivement à la goutte. Le rhumatisme sévit surtout dans la jeunesse et l'âge viril; la goutte est surtout la maladie de la virilité et de la vieillesse. Le rhumatisme est moins fréquent chez les femmes, mais la goutte est l'apanage presque exclusif du sexe masculin. Enfin, dans le rhumatisme, les causes occasionnelles jouent le premier rôle; la goutte au contraire est une affection essentiellement diathésique et dans laquelle la loi de l'hérédité pèse d'un grand poids.

Ces différences caractéristiques, dont j'emprunte en partie l'énumération à l'ouvrage si pratique de M. Trousseau, sont conformes à mon observation personnelle et, j'en suis sûr, à celle de la plupart d'entre vous. En face de pareilles dissemblances dont le tableau pourrait être étendu, en face de cette autorité incontestable des faits, les théories, si ingénieuses qu'elles soient, qui font du rhumatisme et de la goutte une même maladie, ne peuvent plus se soutenir, et la séparation entre ces deux affections, cette loi si essentielle dans la pratique et surtout dans la pratique thermale, reste un fait irrévocablement démontré.

Je ne puis même pas admettre l'espèce de transaction que semble indiquer la désignation de *rhumatisme goutteux*. Cette désignation, beaucoup trop prodiguée autrefois, est mauvaise, elle indique la difficulté sans la résoudre; c'est, à mes yeux, une absence complète de diagnostic, et, avec MM. Trousseau, Durand-Fardel, etc., je la repousse. Il faut, lorsque le médecin a le malade sous les yeux, qu'il puisse dire s'il a affaire à un cas de goutte ou à un cas de rhumatisme, afin que le traitement soit dirigé en conséquence. Sans admettre que ces affections puissent se transformer l'une dans l'autre, je crois que quelquefois on peut les trouver réunies chez le même sujet; mais cela constitue à la fois le rhumatisme et la goutte et non un rhumatisme goutteux, et pour les indications du traitement, c'est au médecin à choisir, à voir quelle est l'affection dominante et surtout si les inconvénients à craindre ne seraient pas plus grands que les avantages à espérer.

Pour en finir avec ces mots de *rhumatisme goutteux*, je ne dois pas oublier de signaler cette forme particulière du rhumatisme articulaire qui, au premier aspect, ressemble le plus à la goutte et dans laquelle les articulations sont gonflées, déformées et le siége de tumeurs indolentes, molles, fibreuses, qui n'ont rien de commun avec les concrétions tophacées de la goutte. C'est cette affection que M. Trousseau a si bien décrite sous le nom de *rhumatisme noueux*. Mais, je le répète, ce n'est point encore là un rhumatisme goutteux, c'est un rhumatisme articulaire d'une forme spéciale, et c'est comme rhumatisme qu'il doit être traité.

J'ai vivement insisté sur le diagnostic différentiel de la goutte et du rhumatisme; j'ai cherché à établir une séparation absolue entre ces deux affections, à repousser péremptoirement la confusion dont elles ont été longtemps l'objet, et que des pathologistes éminents tiennent à prolonger encore. Cette séparation était essentielle pour la conclusion pratique à laquelle j'arrive et que je n'hésite pas à formuler en ces termes : Les eaux sulfureuses thermales ne doivent point être employées dans le traitement de la goutte chronique; on doit y recourir au contraire pour le traitement du rhumatisme chronique, auquel elles conviennent merveilleusement.

Ce n'est pas là, vous le savez, l'opinion de mon savant confrère des Eaux-Bonnes M. le Dr Pidoux, qui voudrait qu'on atténuât l'arthritis violent et sthénique en employant les alcalins, et qu'on reconstituât l'arthritis atonique ou cachectique en ayant recours aux sulfureux. Par le mot *arthritis*, vous savez que M. Pidoux entend désigner à la fois la *goutte* et le *rhumatisme*. Eh bien ! je n'hésite pas à penser que, quelle que puisse être sa confiance dans ses théories, si l'on traitait les rhumatisants et les goutteux aux Eaux-Bonnes au lieu d'y traiter à peu près exclusivement les affections des organes respiratoires, notre savant confrère l'aurait promptement modifiée et n'aurait pas longtemps persisté à recommander ce que, dans son langage pittoresque, il appelle le traitement à bascule, une sorte de *roulement* dans l'emploi des différents moyens hydro-thermaux, mode de traitement que, pour mon compte, je repousse absolument. Tout au plus serais-je disposé à admettre par exception l'opinion d'un autre de mes collègues, très autorisé dans cette question, de M. le Dr Lambron, de Luchon, qui pense que lorsque le rhumatisme est uni à la goutte, les eaux sulfureuses ne peuvent donner quelques résultats favorables que si le rhumatisme goutteux est vague, erratique, si le malade est dans un état d'atonie, et souvent encore faut-il accroître l'alcalinité de l'eau des bains et de la boisson, en y ajoutant du sous-carbonate et du bi-carbonate de soude.

Mais, je le répète, ce n'est que très exceptionnellement que j'admettrais cette transaction, car ces mélanges ne sont guère de mon goût, et je crois qu'en général il faut employer les eaux minérales telles que la nature les fournit.

Quant au rhumatisme, soit articulaire, soit musculaire, je dirai, avec M. Durand-Fardel, que les eaux minérales à haute température sont à proprement parler les eaux spéciales pour le rhumatisme. Je désire avec lui que ces eaux soient pourvues de la meilleure installation possible, et qu'on n'y manque d'aucun des moyens accessoires dont la science hydro-thermale a démontré la nécessité. Et, à cet égard, je suis obligé de dire que nos établissements des Pyrénées laissent encore beaucoup à désirer, et que, largement pourvus par la nature d'eaux richement minéralisées, d'une température élevée, ils n'ont pas toujours attaché assez d'importance à des accessoires qui dans beaucoup de cas ont leur utilité.

Si les eaux sulfureuses convenablement administrées sont utiles dans presque toutes les affections rhumatismales, je conviendrai cependant que c'est surtout chez les individus à constitution molle, lymphatique, chez ceux dont le rhumatisme est compliqué d'une affection herpétique, qu'elles produisent les meilleurs effets. Je dois ajouter que lorsque le cœur prend part à l'affection rhumatismale, ce peut être un motif d'employer les eaux avec plus de circonspection et de ménagements, mais que dans la plupart des cas, ce n'est pas une contre-indication.

La station de Cauterets, par l'abondance et la variété de ses sources, est, sans contredit, une de celles qui peuvent réclamer le premier rang pour le traitement du rhumatisme; aussi est-ce une des affections pour lesquelles j'y ai obtenu le plus de succès. Je ne fatiguerai point une assemblée dont le temps est précieux et limité, le programme chargé, par de longs détails à ce sujet; il me suffira, après m'être plus longuement étendu sur les distinctions importantes à établir, de lui indiquer sommairement les résultats. Le point le plus important sur lequel j'appellerai son attention est celui-ci : c'est que les guérisons ont été beaucoup plus nombreuses et plus solides dans les rhumatismes articulaires que dans les rhumatismes musculaires? Est-ce parce que le rhumatisme articulaire est ordinairement plus fixe, plus limité; que le musculaire au contraire est plus mobile, plus récidivant; est-ce, d'un autre côté; que les eaux sulfureuses par leur puissance résolutive s'adressent mieux à la première forme qu'à la seconde? Peut-être doit-on faire entrer ces deux éléments dans la solution de la question.

Quant aux résultats obtenus, ils sont, je le répète, beaucoup plus favorables pour les rhumatismes articulaires que pour les rhumatismes musculaires. Je puis évaluer les guérisons pour la première forme à quatre sur cinq; pour la seconde, cela me serait impossible, en raison de l'extrême difficulté qui existe, pour faire une statistique régulière, à obtenir des renseignements des malades une fois qu'ils ont quitté les eaux.

Au reste, les résultats obtenus à Cauterets me semblent à peu près conformes à ce qui se passe ailleurs, quant à cette proportion dans la guérison des deux formes de rhumatismes. En effet, bien que M. Requin ait écrit dans la Clinique de Chomel que le rhumatisme articulaire est en général plus rebelle que le musculaire aux ressources de l'art, la plupart des médecins des eaux citent, dans leurs ouvrages, un plus grand nombre de guérisons dans les rhumatismes articulaires que dans les rhumatismes musculaires. Ainsi, M. Fontan, dans son ouvrage sur les eaux de Luchon, cite trois observations de rhumatismes guéris : ce sont trois rhumatismes articulaires; je puis faire la même remarque pour Petit, de Vichy, Boirot-Desservier, de Néris, Bertrand, du Mont-Dore.

Je pourrais appuyer ces conclusions pratiques sur un grand nombre d'Observations; mais je ne saurais oublier que les Observations, si importantes pour arriver à arrêter ses convictions et à juger un traitement, sont trop souvent publiées avec une prodigalité fatigante, et que si leur lecture dans le loisir du cabinet est souvent fastidieuse, elle deviendrait impossible devant une assemblée comme celle-ci. Je me bornerai donc, comme je l'ai fait pour le rhumatisme aigu, à vous soumettre une seule observation de rhumatisme articulaire chronique guéri par les eaux de Cauterets.

M. R..., jeune capitaine dans l'armée anglaise, âgé de vingt-huit ans, d'un tempérament lymphatico-nerveux, à cheveux blonds, peau fine et blanche, fut envoyé à Cauterets, au mois de juillet 1856, par M. le Dr

Rayer. Il était atteint, depuis plus de deux ans, d'un rhumatisme articulaire général, contracté dans l'Inde, ayant débuté par la forme aiguë et nécessité le retour du malade en Europe. Les symptômes d'acuité avaient disparu lorsque M. R... fut envoyé, dans l'été de 1855, aux eaux d'Aix-en-Savoie. Malgré leur excellente installation et l'art merveilleux avec lequel elles sont administrées, ces eaux ne produisirent aucun effet favorable. Ce fut donc après cet essai infructueux que, l'année suivante, M. R... vint aux eaux de Cauterets. Avec les conditions physiologiques que je viens d'indiquer, le malade présentait les phénomènes suivants : il y avait un amaigrissement notable, un état général cachectique ; les articulations des épaules, des coudes, des poignets, des genoux et des pieds étaient gonflées et encore douloureuses ; cette douleur s'augmentait au moindre mouvement, et le malade non seulement ne pouvait sortir de chez lui qu'en chaise à porteur, mais ne pouvait s'habiller et se déshabiller lui-même ; l'appétit était médiocre, le sommeil difficile, le pouls habituellement de 80 à 85 pulsations ; le cœur offrait un peu de bruit de souffle au premier temps. Je dois ajouter que M. R... ne put m'indiquer dans sa famille aucun antécédent héréditaire, soit goutteux, soit rhumatismal ; il n'avait aucune manifestation herpétique ; il n'avait jamais eu d'accident syphilitique grave.

Dans cette situation, et tenant compte des phénomènes sub-aigus que présentait encore le malade, je lui prescrivis les bains du Bois à 36 degrés centigrades et à la durée d'une demie-heure ; les six premiers bains ayant été bien supportés, j'eus immédiatement recours aux douches, qui, dans cet établissement, sont à faible pression, et je les fis donner en arrosoir de 38 à 40 degrés centigrades et à la durée progressive de dix à quinze minutes ; j'ajoutai à ce traitement externe l'usage de l'eau de Mahourat en boisson, à la dose progressive d'un verre à deux.

Au bout de vingt jours de ce traitement, une amélioration marquée s'étant produite, les forces du malade s'étant un peu relevées, les mouvements devenant plus faciles et moins douloureux, je le fis reposer pendant quelques jours, au bout desquels je le fis passer aux bains des Espagnols, qu'il prit à la température de 37 à 38 centigrades dans la matinée, en même temps que dans l'après-midi il faisait usage de la grande douche, portée à 40 degrés, et avec le jet unique, qui est le plus énergique.

Par un heureux hasard, je pus ajouter, pendant quelques jours, à ce traitement thermal, l'usage du *massage,* qui fut habilement pratiqué par un officier de santé des Basses-Pyrénées, qui faisait alors usage des eaux de Cauterets pour son compte. Je regrette que, par une incurie dont nous avons trop souvent à nous plaindre dans nos établissements pyrénéens, on n'ait pas profité de cette occasion pour nous assurer l'usage d'un moyen qui, dans beaucoup de cas, peut être un très utile adjuvant.

Au bout de vingt-cinq jours de ce nouveau traitement, en tout quarante-cinq jours de traitement thermal, M. R... marchait très librement avec le secours d'une canne ; les articulations avaient repris leur volume ordinaire ; les mouvements n'étaient pas encore aussi libres que dans l'état normal, mais ils n'étaient plus douloureux ; le sommeil et l'appétit étaient bons ; les forces avaient reparu. Dans cette situation, le capitaine R... retourna en Angleterre, et bien que j'eusse eu le soin de lui délivrer un certificat dans lequel j'indiquais la nécessité de lui donner un congé de convalescence, le Conseil de santé, à l'examen duquel il fut soumis, le trouva bon pour reprendre immédiatement un service actif en Angleterre, où il passa l'hiver.

L'été suivant, il revint à Cauterets sans que depuis un an il y eût eu de récidive. Toutefois, il y avait encore un peu de gêne et de faiblesse dans les articulations, et je lui fis suivre un nouveau traitement thermal, cette fois de trente jours, à la suite duquel il retourna en Angleterre complétement guéri et pouvant se livrer à tous les exercices que son âge et sa position comportaient.

J'ai eu, deux ans plus tard, de ses nouvelles ; la guérison s'était main-tenue.

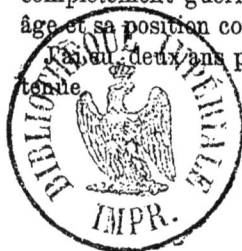

∂

www.ingramcontent.com/pod-product-compliance
Lightning Source LLC
Chambersburg PA
CBHW050440210326
41520CB00019B/6011

* 9 7 8 2 0 1 3 7 3 0 7 3 0 *